MÉMOIRE
SUR
L'ÉTAT DE LA CHIRURGIE
A LA CHINE,

Suivi d'une correspondance à ce sujet avec un Missionnaire de Pékin ;

Par P. SUE,

Professeur et bibliothécaire de l'Ecole de Médecine de Paris, ex-secrétaire-général de la Société libre de Médecine, etc.

(Extrait du Recueil Périodique de la Société de Médecine ; vendém. et brumaire).

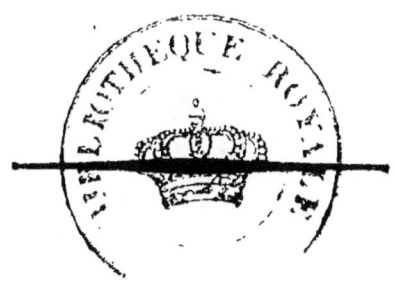

PARIS,

De l'Imprimerie de la SOCIÉTÉ DE MÉDECINE rue d'Argenteuil, n°. 211.

An IX de la République.

MÉMOIRE

SUR

L'ÉTAT DE LA CHIRURGIE

A LA CHINE.

Suivi d'une correspondance à ce sujet avec un Missionnaire de Pékin.

UNE nation dont l'origine se perd dans la nuit des tems (1), et qui est si jalouse de cette antiquité, qu'elle conserve pour ses anciens usages un respect qui va jusqu'à la superstition ; un peuple dont on ne cite les loix qu'avec éloge, qui a produit de grands hom-

---

(1) Les auteurs ne sont pas d'accord sur l'ancienneté des Chinois : il y en a qui croient les Indiens plus anciens. Quelques-uns encore estiment que les Japonois auroient des titres à fournir pour disputer aux uns et aux autres leur antiquité. Voyez les *Mémoires des Missionnaires de Pékin sur les Sciences et sur les Arts des Chinois*, tom. I et II.

mes dans toutes les classes, des mœurs duquel on ne parle qu'avec admiration ; un tel peuple mérite plus qu'un autre de fixer l'attention du philosophe observateur, et est bien digne d'exciter la curiosité des savans sur ses habitudes physiques et morales, sur son état civil et politique, et sur les inductions utiles qu'on en peut tirer (1).

---

(1) On a reproché aux Chinois de n'avoir fait aucun progrès dans les arts et dans les sciences. Ceux qui leur ont fait ce reproche, ignorent donc que leurs connoissances à cet égard remontent à la plus haute antiquité ; qu'ils cultivoient le riz, par une méthode très-ingénieuse, lorsque nos pères vivoient de gland ; qu'ils filoient et tiroient le coton et la soie, dans le tems que nos aïeux n'avoient pour vêtement que la dépouille des bêtes féroces ; que l'origine de la découverte de la Boussole, due au fameux *Tcheou-Kong*, dont il est si souvent parlé dans la IVe. partie du *Chou-king*, un des livres sacrés des Chinois, publié par M. de Guignes, in-4°. 1770, date à la Chine de plus de 2600 ans avant l'ère chrétienne, ce qui fait environ 4400 ans d'antiquité (a), tandis que cette découverte ne remonte

(a) Voyez Martini *historia Sinica*, pag. 106. M. de Buffon révoque ce fait en doute, dans l'article VI intitulé : *Géographie de la théorie de la terre* ; et après avoir donné les motifs de son opinion, il convient cependant que la propriété qu'a le fer aimanté de se diriger vers les poles a été très-anciennement connue des Chinois.

Marc-Paul, Vénitien d'origine, a donné, dans le treizième siècle, les premières connoissances sur l'Empire de la Chine : mais on regarda alors comme une chimère, qui ne pouvoit trouver de foi que dans les esprits crédules, tout ce qu'il écrivit sur la population et la fertilité de ce pays, sur la sagesse de ses loix, etc. On ne pouvoit croire qu'à plus de trois mille lieues de nous, à l'extrémité du monde, il existât un Empire qui pût rivaliser avec les États les plus puissans et les mieux policés de l'Europe. Ce préjugé défavorable aux Chinois, a duré près de 200 ans. Ils n'ont commencé à être véritablement connus, que par les relations de ces hommes intrépides, qui ont franchi l'espace immense des mers, moins peut-être dans la vue de prêcher, aux dépens de leur vie, des idées effrayantes puisées dans leur systême religieux, que dans la vue de porter dans des régions lointaines, chez des peuples presqu'inconnus, le flambeau des sciences et des arts, qui illustroient leur patrie.

---

en Europe qu'au douzième siècle ; il en est de même de l'invention de l'imprimerie et de celle de la poudre à canon. Voyez le *Voyage à Canton*, par le cit. Charpentier Cossini, in-8°. Paris, an VII.

Nous pouvons admirer le courage de ces Missionnaires, vraiment apostoliques : nous pouvons louer leur zèle, applaudir à leurs vertus; mais c'est par ses résultats, qu'il faut juger de l'utilité d'une mission qui les exposoit à tant de dangers, et leur imposoit tant de devoirs à remplir : c'est par le bien qu'elle a procuré, soit aux peuples qu'ils ont visités, soit à la religion qu'ils ont prêchée, qu'il faut apprécier la mesure et l'importance de leur dévouement, jusqu'alors sans exemple. Leur correspondance, les mémoires qu'ils ont envoyés en Europe, l'histoire qu'ils y tracent de leurs travaux, des persécutions qu'ils ont essuyées, et dont plusieurs d'entr'eux ont été les victimes malheureuses, voilà des moyens plus que suffisans pour connoître et juger les avantages et les désavantages d'une entreprise, dont le succès ne paroissoit d'abord rien moins que certain.

S'il n'a pas été tel qu'on l'espéroit ; si ces Missionnaires zélés n'ont pas rempli le but principal de leur voyage, nous leur avons au moins les plus grandes obligations pour les connoissances qu'ils nous ont procurées, et que nous n'aurions jamais eues sans eux. Ayant obtenu, dès le siècle dernier, la permission exclusive de pénétrer dans l'intérieur des vastes contrées qui forment la Chine (1), ayant seuls acquis le droit d'observer les Chinois dans la capitale même de leur Empire, accueillis, protégés, encouragés même par quelques-uns de leurs souverains, ils ont pu, en échange des découvertes européennes qu'ils lui ont apportées, nous instruire de la religion, des mœurs, de la civilisation, des sciences et des arts d'un peuple, dont jusqu'alors nous ne connoissions presque que le nom.

Notre satisfaction à cet égard a été complette. L'ensemble et même beaucoup de détails des sciences et des arts des Chinois nous ont été transmis dans des lettres, dans des mémoires que nous ont fait passer les Missionnaires de Pékin; et si sur certains sujets il nous reste encore des détails à desirer, c'est que ces sujets n'intéressent pas également tous les lecteurs. Tel est celui relatif à

---

(1) La Chine est l'Empire le plus vaste et le plus peuplé du globe terrestre. Il a environ sept cent cinquante lieues de longueur sur à-peu-près cinq cents de largeur. Le tableau de l'ambassade anglaise de 1794, porte le total de la population à trente-trois millions d'hommes : on sait que la population de toute l'Europe n'est évaluée qu'à cent soixante millions. Voyage de Cossini, pag. 402, 412 et 551.

l'état de la chirurgie en Chine, état sur lequel les Missionnaires ne nous ont donné presqu'aucun renseignement. Tout ce que nous savons d'eux, c'est que la chirurgie à la Chine se réduit à peu de chose, et n'a fait aucun progrès, depuis même l'admission des européens dans ce pays.

Comment, en effet, les Chinois se seroient-ils occupés de l'étude de la chirurgie, lorsqu'ils ont eu de tous tems une aversion extrême et un éloignement décidé pour la seule science qui peut y conduire ? Comment ce peuple, qui regarde comme une cruauté inouie l'ouverture des cadavres; pour qui des ossemens de morts amoncelés seroient un spectacle d'effroi et d'horreur, auroit-il pu s'appliquer à la connoissance des parties du corps humain et de leurs usages, connoissance sans laquelle cependant on ne peut les réunir avec méthode lorsqu'elles sont divisées, les remettre en place avec sûreté lorsqu'elles sont déplacées, en extraire avec adresse les corps étrangers qu'elles contiennent, etc. ?

Cependant on a écrit et soutenu que la circulation du sang est connue à la Chine, depuis bien des siècles (1). Cette assertion a

---

(1) Il est certain, dit le P. Parennin dans une de

encore été renouvellée dans des ouvrages modernes. Quoi! parce que dans un livre chinois, imprimé il y a plus de deux cent cinquante ans, et connu sous le titre de *Tou-chou-pieu* (1), il est dit que le sang s'avance de trois pouces dans les artères à chaque vibration, et fait en vingt-quatre heures huit cent dix toises (2); parce que les Chinois ont admis douze voies ordinaires de la circulation du sang et des humeurs, et huit autres voies extraordinaires, dont Cleyer a donné (3) une description fort obscure; parce que les Chinois ont imaginé que

---

ses lettres, que les Chinois ont connu de tous les tems la circulation du sang et de la lymphe, mais qu'ils ne savent comment elle se fait. Si le missionnaire n'entend par ce mot qu'un certain mouvement du sang et des humeurs, vaguement conçu, on prouveroit aisément que nos anciens médecins, avant Harvée, l'ont connu de même. Voyez *Lettres sur la Chine*, in-8°., pag. 17.

(1) *Mémoires sur les Sciences et les Arts des Chinois*, tom. VIII, pag. 261.

(2) Il faut observer que la toise chinoise est de dix pieds.

(3) *Specimen Medicinæ Sinicæ*. Francfort, 1681, in-8°. et 1662 in-4°. Voyez la notice de cet ouvrage à la fin de ce Mémoire.

l'humide radical et la chaleur naturelle se répandent dans tout le corps, en vertu d'une prétendue circulation du sang et des esprits, qui se fait par le moyen des veines et autres vaisseaux des douze membres, mouvement périodique qui est réglé, selon eux, sur celui des cieux par les cinq signes, et s'achève 5o fois dans l'espace de vingt-quatre heures; parce qu'enfin les Chinois ont établi, sur cette théorie folle et ridicule, la révolution des fluides dans le corps humain, on fera honneur d'une aussi belle découverte que celle de la circulation du sang à un peuple qui n'a pas même les premières connoissances en anatomie! Il suffit d'avoir exposé les bases du système circulatoire des Chinois, pour en avoir fait découvrir toute l'absurdité. *Ils ont cependant*, dit-on, *des livres d'anatomie très-anciens* : il y en a un à la Bibliothèque Nationale, indiqué n°. 3o, p. 375 de son catalogue imprimé, dont le titre chinois est *Kim*. Étienne Fourmont nous apprend en outre dans sa grammaire chinoise, que le premier ouvrage chinois sur l'anatomie, qui a pour auteur Hoâm-ti, et qui est intitulé *Nui-kim*, fut composé l'an 2706 avant l'ère chrétienne. Cleyer en fait mention dans son ouvrage.

Au surplus, si les Chinois ont fait, je ne dis pas quelques progrès, mais seulement quelques pas dans l'anatomie, ce n'a pu être qu'à la fin du dernier siècle, ou au commencement de celui-ci, sous le règne de *Cang-hi*, un des plus grands empereurs de la Chine (1). En effet, c'est lui qui a ordonné la traduction en langue tartare du Mantcheoux, du traité d'anatomie de Dionis, que le P. Parennin envoya en 1723 à M. de Fontenelle, avec un corps de médecine : il lui marquoit en même tems que l'empereur s'étoit rappellé que, sous la dynastie précédente des *Mim*, on avoit fait l'ouverture d'un ca-

―――――――――

(1) L'empereur Cang-hi, homme de lettres, savant philosophe, grand politique, ami des hommes, réunissoit dans un degré supérieur les talens, les qualités et les vertus qui ont fait de tout tems, sur-tout dans les princes, le sujet de l'admiration publique. Le tom. IV des Mémoires sur les Chinois contient, pag. 452, des observations très-intéressantes de cet empereur sur la Physique et sur l'Histoire naturelle. On trouve de lui, tom. IX des mêmes Mémoires, pag. 65, des instructions familières et sublimes sur différens sujets, instructions *familières* par leur forme et leur simplicité, *sublimes* par la sagesse et l'importance des préceptes et des maximes qu'elles renferment. Ce grand prince est mort en 1722, après un règne de soixante ans.

davre, mais qu'il ne croyoit pas qu'avant ce tems on en eût jamais fait. « J'avoue, ajou-
» toit l'empereur, qu'on peut retirer de
» grands avantages de la dissection des crimi-
» nels, sur-tout si, comme vous me le dites,
» elle se fait dans des lieux retirés, et seule-
» ment en présence des médecins et des chi-
» rurgiens. Il faut bien que ces malheureux,
» qui ont fait tant de mal au public pendant
» leur vie, lui soient de quelqu'utilité après
» leur mort (1) ».

Si ce qui est rapporté ailleurs est vrai, il est prouvé, par l'histoire ancienne de la Chine, qu'avant l'ouverture du cadavre dont parle l'empereur, il y en avoit eu d'autres, puisqu'il est dit, dans les mémoires déjà cités (2),

---

(1) Lettres édifiantes et curieuses, tome XVII, pag. 548. Le scrupule des Chinois au sujet des cadavres, est un de ces préjugés, dit Mairan dans sa première lettre au P. Parennin, qui tient à un excellent principe qu'on doit respecter, et qui a peut-être sauvé chez eux plus de vies, que l'anatomie n'en auroit conservées. Voyez tom. XXI, pag. 148 des mêmes Lettres, la discussion à ce sujet, et la réponse des Chinois au reproche qui leur est fait sur leur coutume d'exposer et de laisser périr nombre d'enfans nouveaux-nés.

(2) Tome VIII, pag. 261.

qu'un gouverneur de province fit ouvrir le ventre à quarante scélérats vivans, qui l'avoient également ouvert à des femmes enceintes, à des filles et à des enfans; et qu'il avoit chargé plusieurs artistes de peindre leurs intestins et les autres viscères, sous la conduite des plus habiles médecins, qui devoient diriger le fer des bourreaux, afin de profiter du supplice de ces malheureux pour éclairer la médecine. Quelle leçon d'anatomie! On pourroit demander lequel méritoit plus le nom de bourreau, ou de l'exécuteur ou du médecin, qui, de sang-froid et avec une cruauté inouie, dirigeoit le fer du premier.

Nous avons dit, d'après les auteurs qui en ont parlé, que la chirurgie chinoise se réduisoit à peu de chose. Si l'on consulte en effet la description de la Chine par le P. Duhalde (1), si on lit l'ouvrage de Martini (2), celui de

---

(1) J. B. Duhalde, né à Paris en 1674, et mort dans cette ville le 18 août 1743, a publié lui-même, en 1735, sa description de la Chine, 4 vol. in fol. C'est donc à tort que l'abbé Barral, dans son *Dict. Hist.* de 1759, dit qu'elle n'a paru qu'après sa mort; il y a eu depuis deux autres éditions.

(2) Ce Missionnaire qui a vécu long-tems à la Chine, a publié *China illustrata*, in-folio. Amsterd. 1659.

Cleyer déjà cité, si l'on parcourt l'histoire générale des voyages, le recueil des lettres édifiantes et curieuses (1), les mémoires sur les Chinois, etc. on trouve beaucoup de détails, sur-tout dans Duhalde, sur la médecine chinoise proprement dite, sur le pouls, sur les remèdes internes, sur les plantes, etc.; beaucoup de recettes, mais rien ou très-peu de chose sur les maladies chirurgicales et sur les opérations que la plupart d'entr'elles doivent exiger. Tout se réduit à quelques topiques, à la piqûre avec des aiguilles, à l'application du moxa, à celle d'aiguilles brûlantes, de boutons de feu. Aussi un Chinois, à qui un européen faisoit le détail de nos opérations de chirurgie, alors bien plus nombreuses et plus fréquentes qu'elles ne le sont aujourd'hui, lui répondit-il : « on vous taille en » Europe avec le fer; ici nous sommes mar- » tyrisés avec le feu. Il n'y a pas d'appa- » rence, ajoutoit-il, que cette mode passe » jamais, parce que les médecins ne sen- » tent pas le mal qu'ils font aux malades, » et qu'ils ne sont pas moins payés pour » nous tourmenter, que pour nous guérir (2).

---

(1) In-12, 30 vol. Paris, de 1717 à 1773, anc. édit.

(2) *Abrégé de l'Histoire générale des Voyages*, tom. VIII, pag. 43.

Les détails les plus curieux et en même tems les plus exacts que nous ayons sur la chirurgie chinoise sont consignés dans le premier volume de l'histoire de la chirurgie (1). L'auteur a réuni dans une trentaine de pages tout ce qui étoit épars sur ce sujet dans divers ouvrages : nous allons en faire connoître les principaux articles, en y ajoutant des faits tant antérieurs, dont Dujardin n'a pas eu connoissance, que postérieurs, qu'il n'a pu connoître.

Dès la plus haute antiquité, toutes les parties de la médecine, à la Chine comme ailleurs, étoient exercées par une seule et même personne. *Wacquan*, médecin chinois, qui vivoit il y a environ deux mille sept cents ans, en avoit même fait un précepte. On a depuis divisé la médecine en trois parties, division qui est différente de celle que nous admettons, en ce que les Chinois paroissent avoir deux classes de chirurgiens. La première classe est celle des médecins, proprement dits, qui administrent les remèdes internes : la seconde est celle des chirurgiens qui, sous le nom générique de

---

(1) *Histoire de la Chirurgie*, par M. Dujardin, tom. I, 1774, in-4°.

Geçqua, appliquent les remèdes externes : la troisième classe, nommée *Baksiou-Sinkai*, est celle des chirurgiens qui traitent les maladies des yeux. Mais les chirurgiens de ces deux classes ne sont pas plus habiles les uns que les autres. *Ten-Rhyne* en fournit la preuve par ce qu'il dit, 1°. de la manière dont ces derniers traitent la cataracte, qu'ils regardent comme incurable; 2°. par une observation qu'il rapporte, relative à une migraine traitée par les premiers (1). *Cossini*, dans ses remarques sur le voyage à la Chine du lord Macartney, dit, pag. 384, au sujet de la cataracte, dont parle ce lord, comme d'une opération qui se pratique fréquemment à la Chine, qu'il a connu à Pondichéry une femme, devenue aveugle à la suite de la petite-vérole, dont un médecin Malabar entreprit la cure, et qu'il réussit en ouvrant par une incision les paupières qui étoient fermées. Cossini certifie la vérité de cette anecdote, qui peut être vraie à certains égards, mais qui, pour être admise par les gens de l'art, auroit besoin de quelques éclaircissemens.

Duhaldé nous apprend (2) que dans la

---

(1) *Histoire de la Chirurgie*, pag. 86.
(2) Tome IV de sa *Description de la Chine*, où il traite fort au long de la médecine chinoise.

cure

cure des hernies, à la Chine, on fait rentrer les parties échappées avec les mains frottées d'huile, qu'on lave ensuite la région de la hernie avec le suc de *Ginseng* et celui d'une autre plante nommée *Keou-ki*; qu'ensuite on fait manger au malade du riz cuit dans l'eau, en consistance de bouillie claire, après y avoir fait bouillir des rognons de mouton. L'auteur assure, ce que sans doute on aura peine à croire, qu'avec un pareil remède le malade guérit en dix jours.

Les Chinois regardent avec raison le lait de femme comme un excellent collyre dans les opthalmies, et c'est plutôt par une espèce de charlatanerie ou de superstition, que pour une utilité réelle, qu'ils y font tremper auparavant les yeux d'éléphant; moyen qu'ils emploient plus utilement, ainsi que le fiel (1) de cet animal, dans d'autres maladies chirurgicales; ils vantent de même beaucoup sa peau mise en cendre, pour cicatriser les plaies et les ulcères. La chair du chameau leur sert à guérir les furoncles et les *apostêmes* : ils

---

(1) Comment les Chinois peuvent-ils employer le fiel d'éléphant, lorsqu'il est prouvé anatomiquement que ce quadrupède n'a pas de vésicule du fiel ? Voyez plus bas, pag. 21 et 22.

recommandent, dans les maladies des reins et de la vessie l'usage tant interne qu'externe de la feuille de thé. *Dujardin* conjecture que les Chinois n'ont pas d'autre menstrue que l'eau pour tous les médicamens qu'ils tirent des trois règnes. Leur principal remède, au surplus, dans toutes les maladies des yeux, et qui leur réussit presque toujours, c'est l'application du moxa à la nuque et aux épaules.

La nyctalopie est aussi connue à la Chine qu'en Europe, d'après le récit du P. d'*Entrecolles*. Les Chinois, dit-il (1), l'appellent *Ki-mung-yen*, mot qui signifie yeux sujets, comme ceux des poules, à s'obscurcir. Ce missionnaire dit avoir connu en 1736 un Chinois qui a eu pendant un mois cette maladie, et qui s'en est délivré, comme beaucoup d'autres, par le remède dont nous joignons ici la recette (2).

---

(1) Lettres édifiantes, tom. XXIV, pag. 430.
(2) Prenez le foie d'un mouton ou d'une brebis qui ait la tête noire : coupez-le avec un couteau de bambou ou de bois dur : ôtez-en les nerfs, les pellicules et les filamens : puis, enveloppez-le d'une feuille de nénuphar, après l'avoir saupoudré d'un peu de bon salpêtre. Enfin mettez le tout dans un pot sur le feu, et faites-le cuire lentement : remuez-le souvent pendant qu'il cuit, ayant sur la tête un grand linge qui pende

Les maux d'yeux ou ophtalmies sont très-fréquens à la Chine et sur-tout à Pékin. L'impératrice, grand'mère de l'empereur *Cang-hi*, dont nous avons parlé plus haut, eut un mal d'yeux qui étoit rebelle à tous les remèdes ophtalmiques, dont se servoient les médecins chinois. Cependant l'empereur les pressoit de trouver un moyen curatif. Ne sachant comment se tirer d'affaire, un d'eux se ressouvint d'avoir oui dire que le fiel d'éléphant

---

jusqu'à terre, afin que la fumée qui s'exhale du foie ne se dirige point au-dehors, et que vous la receviez toute entière. Cette fumée salutaire s'élevant jusqu'à vos yeux, que vous tiendrez ouverts, en fera distiller l'humeur morbifique, et vous vous trouverez guéri. Il y en a qui, pour mieux assurer la guérison, conseillent de manger une partie du foie ainsi préparé, et d'en avaler le bouillon. Mais le P. d'Entrecolles fait la remarque que cela n'est pas nécessaire ; qu'il suffit de respirer à loisir la fumée du foie de mouton, pendant qu'il cuit ; qu'il est également inutile d'avoir égard à la couleur blanche ou noire de la laine du mouton, ce qui est très-vraisemblable. « Voilà, dit ce missionnaire, un remède aisé, prompt et efficace, dont la vertu a été éprouvée par un grand nombre de Chinois pour une maladie réputée incurable. Si on en éprouve, ajoute-t-il, les mêmes effets en Europe, la Chine lui aura fait un présent, qui ne doit pas paroître indifférent ».

étoit souverain contre les maladies des yeux. Ses confrères approuvèrent aussitôt son usage, ou plutôt la preuve d'esprit de celui qui avoit trouvé ce moyen pour les tirer d'embarras, parce qu'ils étoient très-persuadés que l'empereur ne voudroit pas sacrifier un de ses éléphans pour faire l'épreuve du remède. Mais ils furent trompés dans leur espoir, l'empereur ayant ordonné qu'on tuât à l'instant un éléphant de son écurie, et qu'on en tirât la vésicule du fiel. L'ordre fut promptement exécuté en présence des médecins, des chirurgiens et de toute la cour ; mais on fut bien surpris, lorsqu'après avoir extrait le foie du corps de l'animal, on n'y trouva point la vésicule du fiel, ni rien qui lui ressemblât. Le médecin qui avoit indiqué ce moyen de guérison pâlit de peur, et se croyoit perdu sans ressource, pour avoir fait tuer inutilement un éléphant de l'équipage impérial.

On rendit compte à l'Empereur de cet événement : il répondit que les médecins étoient des mal-adroits ou des ignorans. Il fit venir les *ham-lin*, les docteurs et ceux qui, dans les neuf tribunaux, passoient pour des savans du premier ordre. Ils s'assemblèrent, et délibérèrent long-tems ; mais soit ignorance, soit par la crainte de se compromettre, ils ne répondirent rien de positif, et ne firent que des raisonnemens, sans rien conclure. Enfin parut un bachelier nommé *Tcheou-tsing-yuen* qui assura, sans hésiter, que l'éléphant avoit du fiel, mais qu'on l'avoit cherché inutilement dans le foie où il n'étoit pas, qu'il étoit ambulant par tout le corps, selon les différentes saisons; que dans celle où l'on étoit, il devoit être dans telle jambe. Il cita et nomma son auteur. La recherche fut faite sur un autre éléphant, et on y trouva effectivement le fiel : il fut porté en grande pompe à l'empereur, qui récompensa magnifiquement le bachelier.

Le P. Parennin qui rapporte ce fait (1) et qui l'appuie de plusieurs circonstances et raisonnemens propres à prouver son authenticité; le P. Parennin qui dit avoir lu le livre cité par le bachelier, et y avoir trouvé le passage relatif au siége du fiel dans l'éléphant, ne dit pas si on l'a employé comme remède pour l'ophtalmie de l'impératrice.

Cette histoire du fiel trouvé dans la jambe de l'éléphant, ne prévient certainement pas en faveur des connoissances anatomiques des Chinois. Suivant Perrault, la vésicule du fiel

---

(1) Lettres édifiantes, tome XXI, pag. 139 et suiv.

manque absolument chez l'éléphant : voici comme il s'exprime à ce sujet (1). « Galien
» reprend *Mnesithèmes*, de ce qu'il mettoit
» l'éléphant au nombre des animaux qui
» n'ont point de fiel (2); mais, ajoute Per-
» rault, comme nous n'en avons point trouvé
» dans notre sujet, et qu'Aristote, ainsi que
» tous les autres auteurs disent la même
» chose que Mnesithèmes, il y a lieu de
» croire que la vésicule de l'éléphant est une
» chose extraordinaire, et tout-à-fait particu-
» lière au sujet dans lequel Galien l'a trou-
» vée. Dans la dissection d'un éléphant qui
» s'est faite depuis peu en Angleterre, le
» foie avoit été trouvé sans vésicule, le
» nôtre avoit seulement le canal hépatique
» fort gros (3) ».

---

(1) Mém. de l'Acad. des Sciences, depuis 1666 jus-qu'à 1699, tom. III, 3e. partie, pag. 130.

(2) De administr. anatom., cap. 6.

(3) *Non omnibus datum animalibus Fel*, dit Pline, lib. XI, et il cite plusieurs animaux, tels que le cheval, le mulet, l'âne, le cerf, la chèvre, etc. chez lesquels on ne trouve pas la vésicule du fiel. Mais il ne parle pas de l'éléphant. Blasius (cap. 16, de elephante, p. 67) dit : *Jecus ipsi sine vesicâ felleâ : incisâ tamen parte quâ cohærere solet, humor felleus affluit, plus minùs*, etc. Daubenton, en décrivant

Faut-il, d'après cela, chercher la vésicule du fiel dans les jambes de l'animal, et plutôt dans l'une que dans l'autre, relativement à la saison de l'année et aux signes que parcourt le soleil ? C'est ce dont personne ne s'avisera. Le bachelier Tcheou-sing-yuen jouoit donc heureusement, lorsqu'il l'y trouva, ou il avoit affaire à des yeux et à des cerveaux bien dociles. *Voilà*, dit à ce sujet Mairan (1), *la vraie image du peuple, moitié instruit et moitié ignorant, et instruit seulement par quelques traditions de ses ancêtres.*

Les Chinois appliquent sur les tumeurs, de quelque nature qu'elles soient, les végétaux. Ils n'ont aucune idée de leur terminaison. Lorsqu'elles prennent la voie de la suppuration, et qu'il s'est déjà fait une ouverture, ils l'agrandissent avec de très-mau-

---

l'anatomie de l'éléphant, cite les mémoires de Perrault, et ajoute qu'il ne peut affirmer que l'éléphant n'a pas de vésicule du fiel, n'ayant pas eu l'occasion d'en disséquer. Il l'a eue depuis, lorsqu'en 178..., celui de la ménagerie de Versailles mourut. Mais Daubenton n'a pas publié la relation de cette ouverture. Le cit. Mertrud, qui l'a aidé dans ce travail anatomique, m'a assuré qu'il n'avoit pas trouvé de vésicule du fiel.

(1) Lettres sur les Chinois, in-8°. p. 36.

vais instrumens, comme le prouve le fait suivant.

Vers l'année 1710, le P. Martin, Missionnaire, eut deux grosses tumeurs, l'une à la poitrine, l'autre au-dessus de l'articulation supérieure du bras ; elles vinrent à suppuration, qui fut procurée par l'application, pendant huit à dix jours, d'oignons cuits sous la cendre. Quand il fallut ouvrir ces tumeurs, il se trouva qu'un mauvais canif, tout émoussé qu'il étoit, fut encore meilleur pour cette opération que tous les outils d'un chirurgien chinois, qui passoit cependant pour très-habile dans le traitement de ces sortes de maladies. Après l'ouverture des tumeurs, il y introduisit une tente longue de plus d'un demi-pied, enduite de beurre, et les couvrit des feuilles d'un arbuste nommé *Virali*. L'ulcère fut quarante jours à se cicatriser ; et il n'y survint aucune inflammation, malgré les grandes chaleurs de la saison (1).

Les deux principaux moyens curatifs que fournit la chirurgie chinoise, et qui sont même regardés comme des spécifiques, sont le moxa ou cautère actuel, et la ponction ou

---

(1) Lettres édifiantes, tom. XIII, pag. 18.

piqûre avec les aiguilles. Toute maladie qui résiste à ces deux remèdes, est déclarée incurable. Les Chinois appellent indifféremment *Xin-kien* l'application du moxa et celle des aiguilles. Celle-ci leur tient lieu de la saignée, dont ils sont, dit-on, ennemis irréconciliables. On peut voir dans Ten-Rhyne (1), dans l'*Histoire de la Chirurgie* (2) et ailleurs (3), la manière d'employer le moxa tant à la Chine qu'au Japon, où on l'applique bien plus fréquemment, ce qui fait qu'on voit dans cet Empire tous les hommes couverts de stygmates et de cicatrices, que laisse l'impression de ce caustique. Il passe même, si l'on en croit l'abbé Prévost, pour un remède si certain, et un préservatif si sûr, que les criminels, condamnés à une prison perpétuelle, ont, tous les six mois, la permission de sortir pour se le faire appliquer. Les personnes libres en réitèrent l'application jusqu'à trois fois par an, au renouvellement des

---

(1) *De Acu puncturâ.*
(2) Page 89.
(3) *Vid. Reynius, de arthritide,* **Purmann.** *In Observat. Valent. Polychrest. exotic.-kempfer, amœn. exotic. et histor. Japon. natur.* et la dissertation particulière donnée sur ce sujet par M. William Temple.

saisons, à-peu-près comme en Europe bien des gens, par superstition ou autrement, ont l'habitude de se faire saigner ou de se purger au commencement de chaque saison.

Un malheur attaché à l'humanité, malheur qui retardera toujours les progrès des connoissances en tout et par-tout, c'est que les observateurs, même les plus véridiques, se laissent souvent prévenir, et voient alors les objets bien différemment. Rapportant tout à l'idée principale qui les occupe, ils ont des yeux et ne voient pas, ou voient ce qui n'est pas, et ce qui n'a d'existence que dans leur imagination égarée, aux dépens de la raison et de la vérité. Il ne faut pour se convaincre de cette assertion, que parcourir l'ouvrage de Ten-Rhyne. D'après les observations qu'il rapporte, d'après les admirables effets qu'il dit avoir vu opérés par le moxa, c'est le remède par excellence, c'est la panacée universelle tant prônée, et non encore trouvée; il s'écrie dans son enthousiasme : *cet accord, cette sympathie entre les parties, ces effets merveilleux dépendent donc d'un arrangement, d'une distribution de vaisseaux, inconnue aux médecins de l'Europe.* Point du tout : c'est seulement parce que nous n'avons pas assez étudié cette conspiration réciproque des parties du corps entr'elles, si bien observée par Hippocrate, et par tous les médecins qui ont marché sur ses traces. En cela seul, la médecine des Chinois, toute empirique, toute imparfaite qu'elle est à bien des égards, mérite notre attention et peut être le sujet de nos méditations.

La base du moxa est une espèce d'armoise (1) dont on forme de petites masses d'une figure pyramidale, qui excèdent un peu le volume d'une poire. Les riches qui, à la Chine, comme dans bien d'autres endroits, portent le luxe jusques dans les remèdes, se servent d'un bâton allumé, ou d'une espèce de bougie composée de musc, d'alun en poudre, et d'autres aromates propres à flatter l'odorat. Les médecins de la Chine et du

---

(1) *Artemisia Chinensis, cujus Mollugo moxa dicitur.* Pluk. Phytog. tab. XV, Almaog. 50, Hist. Oxon. 35. — *Artemisia orientalis vulgaris facie*, acta philosoph. Lond. n°. 276, pag. 1020, etc. etc. C'est une espèce de duvet qui se tire des feuilles de cette plante. L'usage du moxa a été en crédit en Europe pendant quelque tems, sur-tout pour la goutte. Mais on l'a entièrement rejetté, parce qu'outre qu'il cause une douleur très-aiguë, il n'est souvent d'aucun effet.

Japon distinguent par des figures singulières, qui font partie de leur art, les endroits où l'on doit appliquer le moxa, et c'est sur-tout en cela que consistent leur science et leur habileté. Ces figures, qui sont gravées, furent d'abord composées par un habile médecin chinois nommé *Oyt*, sous le règne de la famille *Sio-nojo*, qui est de l'antiquité la plus reculée. On désigne par des points verds les endroits qu'il faut piquer, et par des points rouges ceux qu'il faut brûler. La distinction de ces endroits a paru si importante, qu'elle a été depuis érigée en art, mal exercé à la vérité par des espèces d'experts, sur les boutiques desquels sont gravées les figures qui font reconnoître les points où se doit appliquer le moxa. Les détails à cet égard seroient ici superflus, et ne peuvent d'ailleurs être bien compris qu'avec les planches qui sont à la fin de l'*Histoire de la Chirurgie*, par Dujardin.

Un phénomène singulier, qui a surpris avec raison *Ten-Rhyne*, c'est que si on applique le moxa trois pouces au-dessous de l'ombilic et le long de la ligne blanche, il en résulte chez le sujet une impuissance certaine, sans aucune espérance de recouvrer la virilité : aussi n'applique-t-on le moxa que sur les côtés du ventre. On s'en sert aussi pour dissiper certaines tumeurs. Une dame, dans son enfance, eut une petite tumeur à la nuque, que les médecins essayèrent de détruire par toutes sortes de remèdes; elle reparoissoit toujours, après avoir été brûlée : une vieille femme ayant examiné cette excroissance, se mit à sourire des vains efforts des médecins, et détermina la malade à se faire appliquer le moxa à la partie moyenne de la plante des pieds. Ce moyen de diversion réussit; la tumeur disparut et ne revint plus. On n'est ni aussi habile, ni aussi heureux en Europe.

Il y a une espèce de tumeur des testicules qui est endémique à la Chine, et une suite ordinaire de l'incontinence et de la débauche : elle devient quelquefois d'une grosseur si démesurée, qu'elle met le malade dans l'impossibilité de marcher, suivant la description qu'en donne *Ten-Rhyne*. A ce récit on ne peut se dispenser de reconnoître un sarcome de l'espèce de celui que portoit l'Indien dont parle Dionis (1), et dont il a tracé la figure.

Nous avons dit que le second moyen fourni

---

(1) *Cours d'opérations de Chirurgie*, édition de 1782, pag. 575.

par la chirurgie chinoise, pour la cure des maladies, est la ponction ou piqûre avec les aiguilles. Les endroits où on les applique, la manière de les appliquer, la nature et la quantité des instrumens qu'on emploie pour cette opération, tout cela est exactement décrit par Dujardin : sa description est accompagnée de planches qui facilitent beaucoup l'intelligence du texte : mais l'emploi de ce moyen n'est pas mieux raisonné, dans bien des cas, que celui du moxa. Croiroit-on, par exemple, que lorsqu'avant le terme de l'accouchement le fétus fait des mouvemens extraordinaires, on ne craint pas de percer l'utérus de la femme enceinte, parce qu'on prétend avoir vu ces mouvemens, lorsqu'ils sont excessifs, faire éprouver à la mère des douleurs atroces, et mettre son fruit dans le plus grand danger. On dit que les sages-femmes portent alors la témérité jusqu'à percer le fétus lui-même, afin que, surpris par cette piqûre, il cesse ses mouvemens désordonnés.

De tous les faits que rapporte *Ten-Rhyne* en faveur de la ponction avec les aiguilles, le suivant nous a paru le plus concluant :
« Un garde de l'empereur du Japon, qui
» nous servoit, dit-il, de conducteur en cette
» cour, ayant excessivement chaud, but

» beaucoup d'eau à la glace pour se rafraî-
» chir : il fut bientôt saisi d'une grande dou-
» leur d'estomac qui, aigrie par l'excès des
» boissons et des alimens qu'il avoit pris,
» peut-être encore par le défaut d'habitude
» de la mer, lui occasionna de fréquentes
» nausées et des vomissemens : pour se gué-
» rir, il prit d'abord du vin du Japon, dans
» lequel il fit infuser du gingembre : mais sa
» douleur augmentant toujours, il en attri-
» bua la cause à un vent opiniâtre qui s'étoit
» fixé dans l'estomac, ce qui le détermina à
» avoir recours à la ponction qu'il pratiqua
» de la manière suivante : après s'être couché
» sur le dos, il se perça en quatre endroits
» différens, du côté gauche de l'abdomen, au-
» dessus du polyre, avec une aiguille qu'il
» borna d'abord à une certaine mesure avec
» l'extrémité des doigts. Tandis qu'il frappoit
» avec un petit maillet, car il avoit la peau un
» peu dure, il retenoit son haleine. Lorsque
» l'aiguille fut entrée de près d'un pouce,
» il la retira et comprima fortement avec
» ses doigts les endroits piqués ; il n'en
» sortit point de sang ». L'auteur ajoute que
le malade fut aussitôt soulagé, et guérit en
peu de jours.

Le fait suivant, tiré de l'ouvrage le plus

moderne, écrit sur la Chine (1), servira à prouver que la ponction avec les aiguilles ne réussit pas toujours aussi bien : il prouvera, en outre que la connoissance des maladies par le pouls, si vantée chez les Chinois, n'est pas toujours fidelle à leurs médecins, et qu'elle les trompe quelquefois.

Un des principaux Chinois, qui accompagnoit le lord *Macartney* dans une promenade, fut attaqué de douleurs violentes aux principales jointures des bras et des jambes, et dans la partie inférieure du bas-ventre, avec une tumeur considérable qui commençoit à l'anneau du muscle oblique extérieur du côté droit, et s'étendoit le long du cordon spermatique. Les douleurs articulaires avoient lieu ordinairement le printems et l'automne : la tumeur abdominale se montroit et disparoissoit souvent, mais étoit plus forte et plus douloureuse, quand le malade avoit fait quelqu'effort.

Il n'est aucun médecin, aucun chirurgien qui, d'après ces signes, n'eût caractérisé sur-le-champ chacune de ces maladies; mais les médecins chinois, malgré leur grande con-

---

(1) *Voyage dans l'intérieur de la Chine*, par le lord *Macartney*, tome III, pag. 510 et suiv.

noissance

noissance du pouls, n'en savent pas tant.
Après avoir bien examiné le pouls du malade, ils avoient décidé que tous ses maux étoient dus à une vapeur maligne ou à un esprit, qui ayant pénétré dans son corps, ou y étant né, passoit d'une partie dans une autre. Pour lui procurer une issue au dehors, ils firent de profondes piqûres avec des aiguilles d'or, qui ne réussirent pas à chasser l'esprit, et les douleurs revenoient toujours comme de coutume. Ils avoient proposé d'observer la même méthode pour la tumeur de la partie inférieure du bas-ventre, qu'ils attribuoient à la même cause.

Mais le malade, fatigué et rebuté de n'être pas soulagé, après avoir beaucoup souffert des piqûres, fit prier l'ambassadeur, lord Macartney, de lui envoyer son médecin (le doct. Gillon) pour le consulter. A son arrivée, les médecins chinois présens donnèrent leurs explications de la maladie et indiquèrent les moyens curatifs qu'ils croyoient convenables. Le docteur, pour se conformer aux préjugés du pays, et pour ne pas choquer le malade et les médecins, tâta le pouls aux deux bras avec beaucoup de gravité et pendant longtems : il exposa ensuite sa doctrine et son opinion sur la maladie. Les médecins chinois furent très-déconcertés et très-embarrassés dans les observations qu'ils lui firent : ils ne pouvoient comprendre qu'au moyen de la circulation du sang, on connoissoit l'état ou le pouls d'une artère, on connoissoit également l'état de toutes les autres artères; et ils furent bien surpris de voir qu'en mettant l'index de la main droite sur l'artère du bras gauche, et l'index de la main gauche sur la cheville du pied droit, la pulsation dans ces endroits différens étoit simultanée, preuve de ce qu'avoit avancé le médecin anglais.

Ils furent encore plus surpris d'apprendre, par l'explication dans laquelle il entra sur les maladies du mandarin, que la cause de ses souffrances étoit un rhumatisme, et celle de sa tumeur au ventre une hernie complette, qui auroit pu être suivie des plus dangereux accidens, si le malade s'étoit laissé piquer dans cette partie, comme ses médecins le lui avoient proposé.

Il est très-probable que la ponction dans ses effets suit à-peu-près la même marche que le moxa, c'est-à-dire, qu'elle n'agit vraisemblablement qu'en appellant dans la partie piquée une plus grande affluence d'humeurs; peut-être aussi, comme l'observe judicieusement Dujardin, l'imagination, dispensatrice de tant de biens et de maux, tant physiques que moraux, aide-t-elle l'opération de la ponction.

Si l'on desire se former une idée juste de la ponction avec les aiguilles, il faut consulter deux livres chinois qui sont à la bibliothèque nationale : le premier, indiqué dans le catalogue, n°. 31, page 375, sous le titre *Túm-Gin*, c'est à-dire, *Bubonum seu pustularum aperiendarum tabulæ, seu liber tabularum chirurgicarum*, a été imprimé l'an onze de l'ère chrétienne, et n'est composé presqu'en entier que de figures qui représentent les diverses parties du corps, soit de l'homme, soit de la femme, qu'on doit piquer avec les aiguilles.

Le deuxième Ouvrage, indiqué sous le n°. 58, page 381 du catalogue, a pour titre : *Ars pustulas acu chirurgicâ tollendi*; il n'est que manuscrit. *Fourmont* ne doute nullement qu'il ne soit de quelqu'Européen qui a exercé la chirurgie à la Chine : il y a des planches qui représentent les différens endroits de la main ou du bras que l'on doit piquer.

Nous citerons ici en même tems un autre Ouvrage de Chirurgie qui est indiqué sous le n°. 59, page 381 du catalogue de la bibliothèque nationale, et qui a pour titre : *Tabula seu index rerum ad compescendam vulnerum tyrannidem idonearum*. Ce livre traite des plaies, de leur curation, et des différentes herbes propres à leur guérison.

L'abbé Grosier, qui a donné une *Description générale de la Chine*, en treize volumes in-4°., ne dit presque rien de la chirurgie chinoise : il parle seulement (1) du moyen appelé *Tschn-tchin*, ou piqûre d'aiguilles, qui consiste à piquer avec des aiguilles préparées à cet effet les plus petits rameaux artériels, sans permettre au sang de sortir par ces piqûres, ce qui est la même opération que celle que nous venons de décrire. Son efficacité est prouvée, selon lui, par des guérisons sans nombre, mais qu'il regarde comme surnaturelles.

Le recueil des Mémoires sur les Sciences et Arts des Chinois, que nous avons eu déjà plusieurs fois occasion de citer, contient aussi (2) des détails sur cette ponction, qui sont dus à M. *Poirot*, missionnaire à Pékin : « Si on veut en croire, dit-il, ce qui m'a été

---

(1) Tome XIII, page 769.
(2) Tome IX, pag. 245.

» affirmé par plusieurs personnes, il y a des
» chirurgiens qui introduisent dans le nom-
» bril des malades une aiguille longue d'en-
» viron un demi-pied, sans leur causer de
» douleur et sans aucun danger ; mais je ne
» l'ai pas vu de mes yeux, ajoute-t-il, et je
» n'ai pas foi aux yeux des Chinois ».

La cautérisation avec les plantes enflammées a lieu, suivant Cossini (1), chez les *Madecasses*, habitans de Madagascar, qui n'ont aucune teinture des sciences, et qui cependant se servent de ce moyen, même avec succès. Il dit les avoir vu choisir trois espèces d'herbes du pays, les mêler ensemble sur des feuilles de *sonzes*, espèce de choux caraïbe, les exposer sur un brasier ardent, et lorsqu'elles étoient *bouillantes* (c'est son expression), les appliquer sur les *crabes* de leurs compatriotes, après les avoir nettoyées : ils appellent ainsi des crevasses qui viennent aux pieds, sur-tout vers le talon, et qui empêchent de marcher : on répète trois fois l'application de ces herbes bouillantes, qui ne réussissent pas toujours à faire disparoître les crabes ; et quand cela arrive, les Madecasses disent que ces herbes n'étoient pas

---

(1) Voyage cité, pag. 209.

assez bouillantes, et ils recommencent l'opération. *Ce mal est, je crois*, dit Cossini, *inconnu en Europe*. Il n'est pourtant pas difficile, d'après la description qu'il en donne, d'y reconnoître, quelle qu'en soit la cause, le mal que nous appelons ici *engelure*, et qui produit à Madagascar les mêmes effets qu'en France et ailleurs.

Le moxa et la piqûre avec les aiguilles sont indistinctement employés à la Chine contre les violens maux de dents, que l'on n'arrache pas, comme ici. Le jeune Chinois qui étoit encore, il y a peu de tems, à Paris, a éprouvé une sensation douloureuse, qu'il n'a pu s'empêcher de manifester, lorsqu'il a jetté les yeux dans la galerie des tableaux, sur celui de *Gerard Dow*, qui représente un arracheur de dents. Revenu de sa surprise, il a indiqué qu'à la Chine, les gens de l'art appliquent sur la dent douloureuse une liqueur qui la fait tomber sur-le-champ et sans douleur (1).

On peut mettre au nombre des pratiques chirurgicales, en usage à la Chine, celle qui est très-ancienne et qui consiste à faire

---

(1) *Journal de Paris*, du 19 prairial an VIII, n°. 259.

tenir le malade dans une certaine posture ou situation *qui étrangle la circulation*, disent les hitoriens, ou du moins la retarde dans quelque partie du corps. On a donné à cette pratique le nom de *Cong-fou.* Nous n'en donnerons pas ici la description, parce qu'elle est trop étendue, et nous renvoyons à une notice très-détaillée, enrichie de plusieurs figures, qui est insérée dans les *Mémoires sur les Chinois* (1).

On pourroit encore placer parmi les opérations de la chirurgie le *massage*, qui est très-à la mode chez les Chinois, qu'ils ont appris des Indiens, moyen qu'on pourroit peut-être employer avec utilité en Europe, dans bien des cas. On sait qu'il consiste à pétrir lentement et avec douceur les différentes articulations du corps pour exciter une sensation voluptueuse, et rendre la circulation des humeurs plus prompte, empêcher leur stagnation, et augmenter leur fluidité. C'est une espèce de magnétisme qui, dans certains cas, dans certaines maladies dépendantes du vice de la lymphe, et surtout de son épaississement, peut avoir son utilité.

---

(1) Tome IV, pag. 441.

Les dartres sont communes à la Chine : mais on n'emploie pour leur traitement que des topiques qui rarement réussissent à les guérir, parce qu'on n'attaque pas la source des humeurs, qui est viciée. Si on y ajoutoit l'usage des bains et des frictions sèches, quelques purgatifs et un régime convenable, il est vraisemblable qu'on dissiperoit plus aisément et plus souvent ces maladies de la peau.

La maladie vénérienne est aussi connue à la Chine qu'en Europe. Cossini soutient cependant (1) le contraire, et prétend que le mal vénérien à la Chine est rare ; que les Chinois ne le combattent que par l'usage d'une forte décoction d'esquine, et qu'ils ne connoissent pas les grandes préparations de mercure. Les noms vulgaires de ce mal sont, 1°. *Yong-meitchou-ang*, qui signifie ulcère semblable à un fruit d'un blanc purpurin, dont la peau est ridée ; 2°. *Tien-paotschouang*, qui veut dire ulcère accompagné d'une grande ampoule. La vérole a encore trois autres dénominations moins usitées, et qui paroissent dériver de certains accidens de cette maladie. Sur les détails de ses symptô-

---

(1) Page 108 de l'Ouvrage cité.

mes et de son traitement curatif, on peut consulter la Dissertation d'Astruc (1) et l'Histoire de la Chirurgie de Dujardin (2). Quand on interroge les Chinois sur la vérole, ils répondent qu'elle est aussi ancienne que leur Empire, ce qui n'est pas sans fondement : car des Traités de Médecine chinoise, dont on ne conteste pas l'antiquité, en font mention comme d'une maladie déjà très-ancienne, quoiqu'ils ne parlent pas de son origine.

Quelques détails dans lesquels nous allons entrer sur la médecine et la chirurgie légales des Chinois, paroîtront assez extraordinaires et très-surprenans, lorsqu'on sait combien ils sont peu avancés en anatomie, et peu habiles en chirurgie. Il n'en est pas moins vrai, comme on va bientôt en avoir la preuve, que les moyens que leur fournit leur art, dans certains cas, pour dévoiler le crime, sont d'une grande ressource dans les affaires criminelles, et qu'il est plusieurs de ces moyens qui, dans certaines circonstances, nous seroient très-utiles, et pourroient faire

---

(1) *Dissert. de natur. et cur. morbor. vener. inter sinas ad calcem, tractatus de morbis vener.* 1740.

(2) Page 98 et suiv.

cesser la perplexité de nos juges. La plupart des détails qu'on va lire sont tirés de la *Description de la Chine*, par l'abbé Grosier (1).

L'art de discerner si un homme s'est étranglé lui-même ou s'il l'a été par une main ennemie, s'il s'est noyé ou s'il n'a été jetté à l'eau qu'après sa mort, est une découverte qui, il y a quinze à vingt ans, a fait beaucoup de bruit à Paris, et qui appartient originairement aux Chinois. Pour distinguer si un homme est mort naturellement ou par violence, pour en juger lors même que le cadavre est tombé en pourriture, voici le procédé qu'emploient les Chinois.

Ils exhument le cadavre s'il a été enterré, et le lavent avec du vinaigre : ils ont préparé auparavant et creusé une fosse d'environ six pieds de longueur sur trois de largeur, et autant de profondeur ; on allume un grand feu dans cette fosse, que l'on alimente jusqu'à ce que la terre qui l'environne soit devenue elle-même un foyer ardent ; alors on en retire le brasier qui y étoit resté ; on y verse une grande quantité de vin, et on couvre la fosse d'une grande claie d'ozier sur laquelle

---

(1) Tome XIII, pag. 771.

on étend le cadavre : on le couvre ensuite, ainsi que la claie, d'une toile qui s'élève en forme de voûte, afin que la fumée du vin, que la chaleur fait évaporer, puisse agir en tout sens sur le cadavre : on lève cette toile deux heures après, et c'est alors, s'il y a eu des coups donnés sur le sujet pendant sa vie, qu'on les distingue sur le cadavre, dans quelqu'état de dépérissement qu'il soit.

On étend la même expérience jusques sur les ossemens dépourvus de chairs. Les Chinois avancent que si les coups donnés ont été mortels, cette épreuve en fait paroître les marques sur les os, quand même ils n'auroient pas été fracturés. Il faut observer que le vin, dont il est question dans cette expérience, n'est autre chose qu'une espèce de bière fabriquée avec du riz ou du miel. Depuis 1785 que l'abbé Grosier a publié ce procédé, qui n'est ni difficile à exécuter, ni coûteux, il est étonnant qu'on n'en ait pas encore fait l'essai en France. On l'essayeroit avec encore plus de confiance et peut-être de succès, si l'on avoit la traduction de l'ouvrage chinois auquel il a donné lieu, et qui est intitulé *Si-yuen*, mot composé de *si*, qui en chinois signifie la vie, et de *yuen*, qui veut dire fosse. On lira avec plaisir dans les Mémoires chinois (1) une notice très-détaillée de cet ouvrage, divisé en huit livres : elle est trop étendue pour trouver place ici.

Les derniers détails sur la chirurgie chinoise appartiennent aux voyageurs les plus modernes, et nous sont fournis par le lord Macartney et par Cossini. La chirurgie, dit le premier (2), est si peu connue à la Chine, qu'on n'y fait même pas usage de la saignée. Cossini observe à ce sujet, qu'il ne connoît point de pays dans toute l'Asie où l'on pratique la saignée, excepté dans les établissemens des Européens ; encore les habitans des Isles-de-France et de la Réunion la pratiquent-ils très-rarement. Mais il est à remarquer, suivant le lord Macartney, qu'on guérit à la Chine toutes sortes de maladies accidentelles plus rapidement que dans la plupart des contrées de l'Europe, et qu'elles y sont même accompagnées de symptômes moins dangereux, principale raison, sans doute, pour laquelle elles guérissent plus promptement.

Ce qu'il y a au moins de certain, c'est

---

(1) Tome IV, page 421.
(2) Ambassade à la Chine, en 1794, tome IV, page 3.

qu'à la Chine, peu de jours après l'opération de la castration, qui se pratique depuis l'enfance jusqu'à l'âge de quarante ans, non avec le fer, mais avec des ligatures ointes d'une liqueur caustique, le malade, même adulte, vaque à ses affaires comme s'il ne lui étoit rien arrivé. Le lord Macartney ajoute qu'on a aussi observé que dans l'Indostan les maux les plus terribles guérissent avec autant de promptitude que de succès, en peu de tems, et que les chirurgiens européens ont été souvent dans le plus grand étonnement, en voyant la facilité et la promptitude avec lesquelles se rétablissoient quelques Cipayes blessés au service des Anglais. Sans doute que la pureté de l'air de la Chine et de celui de l'Inde est plus propice aux blessures que le *cœlum nebulis fœdum* dont parle Tacite. Quand j'ai vu que tous les renseignemens, toutes les instructions tirées des historiens de la Chine, des voyageurs, de tous ceux enfin qui ont écrit sur les mœurs, les sciences et les arts des Chinois, ne suffisoient pas pour donner même une idée de la chirurgie chinoise; quand j'ai reconnu qu'inutilement je chercherois des lumières dans des auteurs qui ne s'étoient nullement occupés de cette partie, parce qu'elle n'avoit pour eux aucun intérêt ; j'ai cru qu'en remontant à la source même de l'instruction, qu'en m'adressant directement aux personnes qui depuis longtems étoient sur les lieux, et en leur proposant de me répondre sur des questions simples, courtes et clairement expliquées que je leur adresserois, j'obtiendrois des éclaircissemens, des renseignemens, et que j'acquérerois des connoissances positives sur l'état véritable de la chirurgie à la Chine, et sur-tout à Pékin.

Tout le monde sait que, sous l'ancien régime, le ministre *Bertin*, et *de Brequigny*, membre des Académies Française et des Belles-Lettres, entretenoient avec les missionnaires de Pékin une correspondance suivie, laquelle a donné lieu à la publication des quinze volumes in-4°. de Mémoires qui contiennent des détails très-étendus sur tout ce qui regarde les sciences et les arts des Chinois. Je savois en outre qu'un médecin de Paris avoit profité de cette correspondance pour avoir, sur la médecine chinoise, des réponses à des questions qu'il proposoit sur la connoissance du pouls et des crises (1). Je

---

(1) Voyez *Mémoires sur les Chinois*, tome XIII, pag. 507, et tome XV, pag. 6. Le premier article est

cherchai donc en 1786 à user de la même voie : Bertin, Brequigny, et l'imprimeur Nyon l'aîné, se prêtèrent avec zèle à mes desirs : je leur remis un mémoire circonstancié, sous la forme de questions, sur plusieurs points de chirurgie-pratique. Ils ont fait parvenir mon mémoire à Pékin, et vers la fin de 1790 j'ai reçu les réponses à mes questions, rédigées par le P. *Raux*, missionnaire dans cette ville. *M. Desvoyers*, en m'envoyant ces réponses, me marquoit : *ce n'est pas une réponse proprement dite, mais une annonce pour l'année prochaine.* On en jugera par la lecture du mémoire du P. Raux; il est intitulé : *Réponse abrégée au Mémoire circonstancié sur plusieurs points de chirurgie-pratique, sur lesquels on desire avoir de la Chine des instructions, avec le détail des opérations qu'on y pratique, etc.*

Voici comme s'exprime le P. Raux.

La chirurgie étant un sujet absolument

---

incomplet, et ne contient pas la réponse entière du Missionnaire : je l'ai trouvée manuscrite dans les papiers de la ci-devant Société de Médecine : j'ai cru devoir placer, à la fin de ce Mémoire, en forme de supplément, ce qui manque à la réponse imprimée du P. Amiot.

étranger à nos connoissances, je me suis adressé à un médico-chirurgien chinois, instruit, et qui a beaucoup d'expérience. Je lui ai remis en main le Mémoire traduit en langue chinoise, en le priant d'y répondre article par article, avec le plus de clarté et de précision qu'il seroit possible. J'envoie ici ses réponses : on verra que les Chinois ont fait bien peu de progrès dans un art aussi utile, et même aussi nécessaire que la chirurgie.

Première question. On desire savoir, 1°. quels sont, dans les fractures et les luxations, les moyens de réduction que les Chinois emploient ? 2°. S'ils font de fortes extensions, comment ils les font, si c'est avec les mains seulement, avec des lacqs, ou autres instrumens ? 3°. Combien de tems ils tiennent dans les liens le membre fracturé ou luxé ? 4°. Quels médicamens ils emploient dans ce cas ?

Réponse. C'est presque le seul objet de chirurgie sur lequel les Chinois se soient exercés : aussi mon médecin s'est-il fort étendu sur la réponse à ce premier article. Il n'a pas moins écrit que quatre cahiers d'une juste étendue : il a fait dessiner plusieurs figures qui représentent la manière de faire les opérations,

rations, et les instrumens dont on se sert. Mes occupations ne m'ont pas permis de mettre son travail en état d'être envoyé par les vaisseaux de cette année : je me propose de l'envoyer l'an prochain. Je tâcherai d'y joindre les procédés employés par les Montgoux dans les fractures et les luxations. S'il faut juger de leur utilité par le succès qu'ils ont en cette capitale (Pékin), ils méritent une attention particulière (1).

Deuxième question. 1°. Dans les plaies de tête les Chinois pratiquent-ils l'opération du trépan ? 2°. Quels sont, dans ce cas, les instrumens dont ils se servent, quelle est leur figure ?

Réponse. Sur la fin de la dynastie des *Han*, il y a eu en Chine un médecin célèbre nommé *Hoa-to*, qui a su employer l'opération du trépan. Le secret de son opération a fini avec la vie de cet habile homme, et depuis ce tems, on n'en a fait aucun usage. On peut voir, dans le Recueil des lettres curieuses et édifiantes, combien l'opération du trépan

---

(1) Nous regrettons bien de n'avoir pas reçu, avec cette réponse, les détails intéressans annoncés par le P. Raux : ils ne nous sont pas parvenus l'année suivante.

faite sur un mouton par un père Jésuite, chirurgien, causa d'admiration et de surprise à l'empereur *Cang-hi*, aïeul de l'empereur actuellement régnant (1).

Troisième question. 1°. Les Chinois sont-ils sujets aux hernies ou descentes ? 2°. Quelles espèces de bandage emploient-ils alors ? 3°. Pratiquent-ils une opération, lorsqu'il y a des accidens ?

Réponse. En Chine, les hommes et les femmes sont sujets aux hernies ou descentes, lesquelles s'annoncent, suivant les livres de médecine, par des douleurs vives au bas-ventre et dans les parties de la génération. On n'a jamais eu l'usage des bandages, ni des remèdes appliqués extérieurement. Les médecins chinois se contentent de donner des médecines à prendre intérieurement. Ils distinguent sept sortes de hernies, et pour les guérir, ils ont sept sortes de remèdes composés de simples. Ce détail iroit trop loin ; s'il peut faire plaisir, je pourrai l'envoyer dans la suite. Je crois

---

(1) J'ai lu et relu avec attention les trente volumes qui forment l'ancienne édition du Recueil des lettres édifiantes et curieuses des Missionnaires. Je n'y ai pas trouvé l'anecdote qu'indique le P. Raux sur l'opération du trépan.

que tout l'effet de ce remède se réduit à adoucir la douleur, et ne produit pas une entière guérison. Les Tartares Mantchoux, qui vont souvent à cheval, sont les plus sujets aux hernies. L'empereur lui-même en a une depuis bien des années (1).

Quatrième question. 1°. Les Chinois ont-ils des remèdes particuliers pour la gangrène? 2°. Pratiquent-ils l'amputation, dans quel cas, et comment, avec quels instrumens?

Réponse. L'amputation d'un membre gangrené est absolument inconnue : les Chinois sont même surpris d'entendre dire qu'on la pratique en Europe, dans le cas où tout autre moyen de sauver la vie est désespéré; ici tout se borne à donner des remèdes extérieurement et intérieurement. Si la partie gangrenée s'annonce par une tumeur, on perce d'abord la tumeur ou l'enflure avec une aiguille, pour tâcher d'en faire sortir le sang gâté ou le pus qui peut se trouver dans la plaie : on y applique ensuite un morceau de viande de bœuf.

Cinquième question. 1°. Les Chinois con-

---

(1) Voyez plus haut, pag. 16, ce qu'a écrit à ce sujet le P. Duhalde.

D 2

noissent-ils la cataracte et autres maladies des yeux ? 2°. Ont-ils pour ces maladies des opérations particulières, qu'ils pratiquent dans certains cas ?

Réponse. Il paroît que les Chinois ne connoissent pas la vraie cataracte : ils connoissent cependant un très grand nombre de maladies des yeux, et ont beaucoup de remèdes, qu'ils croient propres à les guérir. Ils recherchent et prétendent trouver dans les cinq principaux intestins la cause de toutes ces diverses maladies ; et d'après la connoissance qu'ils croient avoir de la cause, ils préparent et donnent des remèdes, soit pour fortifier, soit pour ôter l'inflammation, soit, etc. On parle d'une eau qui se trouve naturellement dans un rocher de Tartarie, laquelle eau, disent-ils, est souveraine pour guérir le mal d'yeux : elle s'appelle *Kong-tsing*. La petite quantité de cette eau trouvée dans le cœur d'un rocher, se vend jusqu'à cent taels, qui font sept cent cinquante livres, argent de France. Je n'en ai point vu, et il est difficile de s'en procurer (1).

Sixième question. 1°. Les Chinois con-

---

(1) Voyez ce qui a été dit plus haut sur les maladies des yeux, pag. 19.

noissent-ils les anévrysmes ou tumeurs des artères ? 2°. En font-ils de différentes espèces ? 3°. Lient-ils les artères dans le cas d'hémorrhagie, ou les brûlent-ils, soit avec le feu, soit avec le caustique ?

Réponse. On connoît les tumeurs des artères, et on en distingue de diverses sortes : on ne lie point les artères dans le cas d'hémorrhagie ; on ne les brûle pas avec le feu. 1°. Si la tumeur des artères vient de fracture, meurtrissure, etc. les Chinois emploient un remède composé d'encens et d'alun fondu, qu'ils appliquent sur l'hémorrhagie. Dans la composition de ce remède il entre trois mas d'encens sur sept mas d'alun fondu, qu'on a laissé refroidir : le tout se broie ensemble ; on sait qu'un mas est la dixième partie d'une once. 2°. Lorsque la tumeur des artères vient de l'inflammation du sang dans le cœur, ils appliquent le remède que voici. Ils prennent la moitié de la coque d'un fruit appellé *Long-yuen,* qu'ils remplissent d'encre liquide. Le tout s'applique sur l'endroit de l'artère d'où sort le sang. On l'enveloppe avec des bandelettes de toile. Après trois ou cinq jours, on ôte l'appareil : en outre ils font prendre des remèdes intérieurement.

Ils consistent dans la liqueur exprimée du gingembre, ou bien ils donnent à prendre trois onces de l'huile de jugoline ou sezame.

Septième question. 1°. Comment les Chinois réunissent-ils les plaies ? 2°. Les cousent-ils, ou emploient-ils seulement des remèdes agglutinatifs et des bandages ?

Réponse. Dans la réunion des plaies, ils ne les cousent point. Ils emploient seulement des remèdes agglutinatifs et des bandages. S'ils trouvent de la difficulté à réunir les chairs, ils donnent un remède propre à les nourrir. Ils serrent bien la plaie avec des bandelettes, et recommandent au malade de s'appuyer et se coucher sur le côté de la plaie, afin, disent-ils, de faciliter la réunion et le rapprochement des chairs.

Huitième question. 1°. Les Chinois pratiquent-ils la lithotomie ou incision de la vessie pour tirer la pierre ? 2°. Quels sont à ce sujet leurs instrumens ? 3°. Quelle est la méthode ou manière d'opérer qu'ils emploient ? 4°. S'ils ne pratiquent pas une opération, de quels remèdes font-ils usage pour faire sortir ou détruire la pierre ?

Réponse. La maladie de la pierre est presqu'inconnue en ce pays. On connoît encore moins la méthode de l'incision de la vessie pour en tirer la pierre, et on n'a aucun instrument à cet usage. On attribue communément au fréquent usage du thé le défaut de pierres qui s'engendrent dans la vessie. Les livres de médecine font cependant mention de cette maladie, et dans ce cas, ils prescrivent un remède à prendre pour le dedans. Ce remède est composé de trois ingrédiens dans cette proportion : de *han tsao* ou la réglisse, une once ; de *tschou-cha* ou cinnabre, un mas ; de *hoa-chi*, six onces, que l'on écrase et broie bien dans un mortier ou sur une petite meule, jusqu'à ce que le tout soit réduit en poudre ; après on ajoute un peu de *houpa* : ou prend cette poudre dans de l'eau ou dans du bouillon de riz. A chaque fois on en prend trois mas. J'envoie ces quatre espèces de drogues susdites (1).

Neuvième question. Dans les accouchemens, les Chinois emploient-ils quelquefois les crochets ou autres instrumens ?

Réponse. On assure qu'ici les accouche-

---

(1) J'ignore ce que sont devenues ces drogues : elles ne m'ont pas été remises.

mens sont des plus heureux, et qu'il arrive rarement de fâcheux accidens. On n'a jamais recours à la main d'un chirurgien dans les accouchemens laborieux : c'est uniquement l'affaire des sages-femmes qui n'emploient que les mains. A la couleur noire, violette de la langue de la mère, elles jugent que l'enfant est mort dans la matrice : alors elles donnent des remèdes pour procurer l'avortement. A Pékin, ce 5 octobre 1788.

  RAUX, prêtre de la Congrégation de la Mission.

Telles sont les réponses que j'ai reçues à mes questions sur la chirurgie chinoise. La plupart de ces réponses sont, comme on voit, trop succintes, pour qu'on puisse, sur certains points, juger des connoissances chirurgicales des Chinois : aussi dans la lettre de remercîment que j'ai adressée au P. Raux, je lui ai fait plusieurs nouvelles questions. Je lui ai demandé, 1°. s'il y avoit quelqu'ouvrage particulier sur la Chirurgie, en le priant, s'il y en avoit, de me l'envoyer, avec les quatre écrits sur les fractures et les luxations, dont il parle, article I de son Mémoire (1), ainsi que le détail des procédés

---

(1) Celui intitulé *Si-yuen*, cité plus haut.

des Montgoux, et ceux annoncés sur les hernies, article III. Je lui ai demandé, 2°. de nouveaux éclaircissemens sur les maladies des yeux, sur celles des femmes grosses et accouchées, des enfans nouveaux-nés, sur la dentition, sur les fistules en général, sur celles en particulier de l'anus, du périnée, des voies lacrymales, etc. etc.

Pour aider le P. Raux dans ses recherches, et faciliter les réponses de son médecin, je lui ai fait tenir en même tems quelques ouvrages sur la chirurgie, relatifs au sujet de mes demandes. Je n'ai point encore reçu de réponse, et il est plus que probable que je n'en recevrai qu'après la paix, qui pourra procurer le rétablissement d'une correspondance, que les événemens de la révolution ont interrompue.

La matière traitée dans ce mémoire peut donner lieu à une réflexion qui me paroît susceptible de fixer l'attention : les annales chinoises fournissent la preuve que de tout tems les Chinois ont cultivé la médecine, et qu'elle a toujours été chez eux en honneur.

Ces mêmes annales font mention que leurs souverains ont facilité, autant qu'il a été en leur pouvoir, les progrès de l'art de guérir. Entre plusieurs exemples que nous pourrions citer, nous choisirons celui que présente un des meilleurs empereurs de la Chine, *Yu*, surnommé le Grand, qui commença à régner la douzième année du troisième cycle, c'est-à-dire, 2217 ans avant l'ère chrétienne. Voici comme il s'exprime dans le réglement qu'il donna pour procurer gratis à ses peuples des médecins, des chirurgiens et des remèdes. Toutes ses expressions sont si belles, si touchantes, elles peignent si bien l'état de la médecine de son tems, que nous ne pourrions en retrancher aucune, sans les affoiblir toutes (1).

« Je suis, dit Yu, *le père de la grande famille* ; tous mes sujets sont mes enfans; je
» dois secourir tous ceux qui souffrent; c'est
» au pasteur à prendre soin de la brebis qui
» nourrit son agneau.

» Le peuple est cette brebis sans cesse ex-
» posée aux intempéries de l'air et des sai-
» sons, et à toutes les maladies que la pau-
» vreté, le besoin et le travail excessif peu-
» vent occasionner. Le ciel m'a fait l'arbitre
» de son bonheur : pourrois-je goûter aucun

---

(1) Ce qu'on va lire est tiré du chap. XX de la 3e. partie de l'ouvrage publié par M. Clerc, médecin, et intitulé *Yu-le-Grand et Confucius*, histoire chinoise.

» plaisir lorsqu'il est dans la souffrance ? non :
» la joie du prince dépend de celle qui règne
» parmi ses sujets.

» Quand on est pauvre et qu'on peut tra-
» vailler, le mal est moindre de moitié; mais
» si l'on est à-la-fois pauvre et malade, c'est
» le dernier terme de la misère et du décou-
» ragement. Cette position cruelle exige des
» secours : c'est à la puissance tutélaire de la
» nation à remédier aux besoins essentiels
» et indispensables des pauvres habitans des
» provinces. Je me suis fait rendre compte
» de la capacité de ceux qui les soignent et
» leur administrent des remèdes, et je sais
» que le plus grand nombre ignore les pre-
» miers principes de l'art de guérir ; très-peu
» même ont assez d'étude pour assigner *la*
» *position d'un nerf, d'un tendon, d'un*
» *vaisseau, du viscère le plus connu* (1);
» ils ne savent que *saigner* (2) et donner des

---

(1) Ce passage suppose au moins quelques connoissances anatomiques dans ceux qui exerçoient, dans un
siècle aussi éloigné, l'art de guérir.

(2) Si la traduction est exacte, la saignée étoit donc
en usage chez les Chinois dans les tems les plus recu-
lés, à moins qu'il ne s'agisse ici de la piqûre avec les
aiguilles.

» remèdes actifs, abstraction faite du *pour-*
» *quoi* et du *comment.* Quand on suppose-
» roit que ces aveugles pussent conduire des
» malades, on seroit forcé de convenir que
» les frais de voyage, et le prix souvent ex-
» cessif de leurs remèdes, mettent le peuple
» dans l'impossibilité d'être secouru. Un re-
» mède, fût-il le meilleur possible, devient
» pire que le mal, quand il ne laisse que
» la misère à celui qui est forcé d'y avoir re-
» cours.

» Il n'est pas possible à des gens sans étude,
» *qui n'ont pas la connoissance du corps*
» *humain*, de faire une opération avec suc-
» cès, de traiter avec sagesse une maladie
» aiguë; aussi les gouverneurs des provinces
» m'ont-ils écrit qu'une simple *luxation* finis-
» soit par l'impuissance de la partie *luxée;*
» qu'un os *fracturé* rendoit le membre dif-
» forme et perclus. Or, si la plupart de ceux
» qui soignent les habitans des campagnes ne
» sont pas en état de traiter les maladies ex-
» ternes, comment traiteront-ils les maladies
» internes? La maladie la plus simple de-
» viendra bizarre et compliquée entre leurs
» mains; une fièvre bénigne changera de na-
» ture, et le mauvais traitement la rendra
» mortelle.

»Pour prévenir les impérities et les catastro-
» phes que cette ignorance occasionne, j'ai cru
» devoir établir le réglement suivant, etc. etc.».

Ce réglement est composé de plusieurs articles qui font mention de médecins et de chirurgiens, qui exigent la réunion des connoissances chirurgicales et médicales, la formation de sujets connoissant à fond le traitement des maladies des os, des maladies internes. L'empereur *Hoan-ti*, qui pratiquoit la médecine avec le plus grand succès, fait monter à quarante le nombre des remèdes nécessaires. *Lui-cum*, *Kipe* et *Souen*, les aigles de la médecine chinoise, ont réduit ce nombre à vingt (1). « Je sais, dit Yu, qu'on
» abuse des remèdes dans mon empire, et
» que leur complication bizarre est funeste à
» mes sujets : désormais la médecine sera
» simple, et par-là même plus amie de la na-
» ture, plus avantageuse aux hommes; tout
» ce qui est au-delà des vrais besoins est inu-
» tile et dangereux ». L'article III de ce réglement exige, pour obtenir, après un examen, des certificats de capacité, qu'aux connoissances de la chirurgie on joigne un cours de

---

(1) Je connois plus d'un pays où une pareille réduction seroit bien utile.

matière médicale, et six ans de bonne pratique dans les hôpitaux. Les sujets ainsi formés seront distribués dans l'empire, et auront des appointemens fixes qui leur seront payés de six mois en six mois par les préfets de chaque province. Des appointemens extraordinaires seront proportionnés aux corvées et voyages qu'ils seront obligés d'entreprendre pour visiter et soigner *gratis* les malades, et pour cela le gouvernement leur entretiendra un cheval et leur fournira des remèdes. Les appointemens annuels de chaque sujet seront de quatre cents taels, c'est-à-dire, deux mille francs, argent de France.

L'empereur suppose que son empire contenant vingt millions d'hommes, et ayant d'étendue trente mille lieues quarrées, dont il ôte un cinquième à cause des rivières, des chemins, des landes, des terreins incultes ou inhabités, un sujet instruit, placé dans le centre de six lieues suffira, ce qui n'en exigera que quatre mille pour tout l'empire. La dépense pour tous ces officiers de santé montera à seize cent mille taels ; en ajoutant à cette somme deux ou trois cent mille taels pour les remèdes, cet établissement ne coûtera que peu de chose au gouvernement, en comparaison des avantages qui en résulteront : une légère économie dans l'administration suffira, ajoute ce bon prince, pour procurer ce soulagement à mes peuples. Le dernier article du réglement, qui concerne la distribution des remèdes dans les provinces, n'est pas moins sage, et est fondé sur l'économie, la justice et l'humanité.

Il est à desirer que l'état des finances permette en France l'établissement d'un réglement aussi utile; il conserveroit à la république peut-être le tiers de ses habitans.

Ce que nous venons de rapporter prouve que très-anciennement les Chinois ont cultivé l'anatomie et la chirurgie. Nous avons fait voir par les exemples que nous avons tirés de leurs livres, que quelquefois, principalement dans le cas de meurtre, ils se permettent, non-seulement de toucher les cadavres, mais même de tenter sur eux des expériences, pour découvrir les preuves de l'assassinat. Nous avons cité le livre qui leur fait un devoir de ces expériences, et qui leur prescrit la manière de les faire. On a vu que, dans ce siècle même, leur empereur a fait traduire en langue chinoise un livre français d'anatomie, pour leur inspirer le goût de cette science; qu'un autre empereur a fait pratiquer en sa présence sur un animal vivant une opération de chirurgie capable, dans quelques cas, de sauver la vie aux blessés. Pourquoi donc les Chinois n'ont-ils pas profité de ces exemples, de ces expériences, des renseignemens que leur ont donné les missionnaires ? Pourquoi n'en ont-ils pas fait usage pour faire quelques progrès dans l'anatomie et dans la chirurgie ?

C'est dans l'étude des mœurs chinoises et sur-tout dans leur morale, qu'il faut chercher, et qu'on trouvera la solution de ces questions. On ne doit attendre aucun progrès en anatomie d'un peuple qui respecte, pour ainsi dire, encore plus les morts que les vivans ; qui regarde comme une profanation de toucher un cadavre, hors le cas cité ; à qui on n'a jamais pu faire entendre que, par l'examen des parties mortes, on pouvoit découvrir les causes de la maladie et de la mort, et en tirer des indices salutaires pour guérir. On ne doit attendre aucun progrès en chirurgie d'une nation qui, en même tems qu'elle a en horreur toute mutilation, même pour procurer la santé, ne se fait cependant aucun scrupule de mutiler de jeunes sujets, pleins de vie et de santé, pour en faire les gardiens de leurs femmes. Voilà une de ces bizarres contrariétés qui dégradent

la

la raison humaine, aux yeux de l'homme sensé et réfléchi.

Une autre cause qui, chez les Chinois, oppose et opposera toujours des obstacles insurmontables à ce qu'ils deviennent habiles en anatomie et en chirurgie, et même à ce qu'ils parviennent dans les autres sciences au degré de perfection où elles sont portées en Europe, c'est, comme nous l'avons déjà remarqué au commencement de ce mémoire, leur respect inviolable pour leurs anciens usages qu'ils regardent comme sacrés, et de l'observation exacte desquels rien ne peut les détourner, lors même qu'ils conviennent qu'ils pourroient être meilleurs (1) : ajoutez à cela leur constante opiniâtreté à rester isolés dans leur empire ; à fuir, sans aucune exception, toute communication directe, même dans leur intérieur, avec les autres peuples du globe, qu'ils ne fréquentent que par nécessité, et toujours hors de leurs foyers. En vain espéreroit-on des progrès dans les

---

(1) C'est-là le caractère distinctif des Chinois. Peut-être leur plus grand mérite et la source de toute leur grandeur ne consistent-ils que dans cet attachement inviolable aux anciennes coutumes et aux loix de leur patrie.

E

sciences, d'hommes qui, dès l'enfance, sont accoutumés à ne jamais s'écarter des usages reçus ; qui sont toujours froids et tranquilles, autant par caractère que par principe d'éducation ; dont enfin les mouvemens, les actions se rapportent uniquement à tout ce qui les entoure, et sont dirigés par des rites, des cérémonies qui glacent l'ame, et éteignent en elle le sentiment.

Supplément à la lettre de M. Amiot, écrite de Pékin, le 20 septembre 1786, et insérée, tome XIII, in-4°., pag. 507 des Mémoires sur les Sciences et Arts des Chinois, *par les Missionnaires de Pékin.*

Après ces mots de la page 510, *je me suis adressé à lui,* ajoutez : et il s'est offert à me donner des leçons de médecine pendant tout le tems qu'il faudroit pour me mettre en état d'interpréter en ma langue ce que les médecins chinois ont écrit sur leur art, sans m'exposer, faute de les entendre, à leur faire dire ce qu'ils n'ont pas dit, à les mettre en contradiction entr'eux, lors même qu'ils sont parfaitement d'accord, quoiqu'ils s'expriment d'une manière un peu différente, etc. Je l'ai remercié de sa bonne volonté, en lui témoignant le regret que j'avois de n'être pas assez jeune pour pouvoir profiter de ses lumières, dans un genre qui m'étoit absolument étranger. Je vous prie, Monsieur, de faire agréer ces mêmes excuses de ma part à l'auteur du petit mémoire que vous m'avez envoyé (1) : cependant, pour concourir à sa satisfaction et à la vôtre, autant qu'il est en moi, pour preuve de mon respect envers la très-salubre Faculté, et pour l'honneur de la médecine et des médecins, j'envoie à M. Bertin le recueil complet de tout ce qu'on a écrit de mieux dans l'empire de la Chine sur l'art de connoître les maladies, de les traiter, et de les guérir, depuis l'antiquité la plus reculée jusqu'à nos jours. Cet ouvrage, l'un des meilleurs qui soit sorti des presses chinoises par ordre du Souverain, a été rédigé par le *Tay-yven* en corps, qui est à Pékin, ce qu'est la Faculté de Médecine dans nos universités. Les planches sont au palais, et l'on ne peut se pourvoir d'un exemplaire, que lorsque l'empereur juge à propos d'en donner com-

---

(1) Voyez les *Mémoires sur les Chinois*, tom. XV, pag. 6.

munication. Ainsi ce sera une curiosité de plus dans le cabinet chinois de M. Bertin. Que sais-je même, si cette curiosité ne servira pas dans la suite à faire éclore quelque système plus merveilleux encore que celui de M. Mesmer; car, entre nous, le magnétisme animal et tout l'appareil dont on l'accompagne, ne sont que de simples accessoires de ce que les Chinois appellent *Yn-yng* ? Il est fort question de cet *yn-yng*, quand il s'agit ici de reconnoître et de guérir les maladies.

Que n'ai-je assez de tems et de courage pour pouvoir m'expliquer plus au long! Mais ce qu'il me seroit impossible de vous dire dans une simple lettre, vous le trouverez en partie dans un écrit composé il y a un siècle par un Jésuite polonais, qui, ayant étudié la médecine, pouvoit en parler sans se méprendre, comme il arrive pour l'ordinaire à ceux qui parlent de ce qu'ils n'entendent qu'à demi, ou de ce qu'ils ignorent absolument. Ce Jésuite fut missionnaire en Chine, et c'est en Chine même qu'il composa son ouvrage intitulé : *Clavis medica ad Sinarum doctrinam de pulsibus P. Michaelis Boymi Poloni*. Cet ouvrage est consigné dans le Recueil de l'Académie des curieux de la nature intitulé : *Miscellanea curiosa, etc. Acade-*

miæ naturæ curiosorum. Le *Clavis medicæ* du Jésuite polonais se trouve dans le tom. XII, *in appendice ad annum 4um. decuriæ 2æ.* Nuremberg. *anno* 1686.

Notice *de deux ouvrages sur la* Médecine *chinoise.*

Le premier est intitulé : *Specimen medicinæ sinicæ, sive opuscula medica, ad mentem sinensium, continens,* etc. *Cum figuris æneis et ligneis, edente Andreâ Cleyero, medico Hasso-Casselnano,* in-4°. 1682, et in-8°. 1681.

Le premier livre, qui a pour auteur et pour commentateur *Vàm Xo Ho*, trace les règles de l'exposition et de l'explication des différentes espèces de pouls dans l'état, soit de santé, soit de maladie, et sur-tout dans ce dernier, auquel nous croyons devoir nous arrêter de préférence. Voici à ce sujet quelques-uns des principes médicinaux indiqués dans ce livre.

Si le pouls est tombant, *cadens*, c'est un signe de mauvaise digestion : le pouls petit indique une douleur de ventre sans relâche, un pouls foible indique chaleur de ventre, et obstruction dans les parties supérieures : le pouls tardif indique qu'il y a froideur dans la plus grande partie inférieure du corps. Si le pouls est roide, la douleur est dans l'estomac ; s'il est profond, la maladie réside dans les reins : le pouls mol, foible, fréquent, flottant, *natans*, plein dans les extrémités, et irrégulier dans les parties moyennes, domine lorsque l'urine est rare et rouge. Si l'endroit où est l'humide radical, dans la main droite, renferme un pouls grand et abondant, c'est un signe que la femme a conçu ; c'est un mâle, lorsque le pouls est toujours tel, à l'endroit où réside la première chaleur. Il y a deux gemeaux, mâle et femelle, lorsque le pouls abondant se remarque aux deux mains.

Il est dit dans le second livre, que le cœur est la perfection du corps ; que les petits intestins sont vis-à-vis de lui, comme un frère cadet vis-à-vis de son aîné. Si le pouls fréquent se découvre en trois endroits différens, c'est un signe de la chaleur du cœur ; il naît des pustules sur la surface de la langue, les lèvres se fendent, le malade est en délire, il croit voir des démons, des esprits, il n'a ni repos ni satisfaction. Suivent des détails sur les pouls particuliers au foie, à la vessie, aux poumons et à l'estomac.

Le livre III traite des sept pouls *ad extra*, et des huit *ad intra*. Les sept premiers sont le flottant, le plein dans les extrémités, le vide dans le milieu, le fréquent aigu, le plein, celui semblable à une corde tendue, celui tendu et abondant. Les huit derniers sont le petit, le profond, le lâche, le rare et émoussé, le tardif, le tombant, le mol et délié, enfin le foible. Les sept *ad extra* ont la nature de la chaleur première. Les huit *ad intra* ont celle de l'humide radical; ceux-là se distinguent principalement à la main gauche, et ceux-ci à la droite; les uns et les autres varient à l'infini : ils sont désignés, chacun en particulier, par des lignes tracées qui expliquent leurs différens changemens et les différens effets qui en résultent.

Le livre IV enseigne les moyens de tâter le pouls dans les deux mains, ensemble ou séparément, et suivant chaque saison. On indique six endroits qui correspondent au cœur et aux autres viscères, dont il a été parlé dans le premier livre. Si cinquante vibrations ont lieu de suite et sans interruption, décidez qu'il n'y a pas de maladie. Si dans ce nombre il y a interruption et repos, prononcez relâchement par-tout; interruption à la quarante-unième vibration, signe de destruction d'une partie, et mort certaine au bout de quatre ans; mort au bout de trois ans, s'il y a interruption à la treute-unième pulsation; mort au bout de deux ans, s'il y a interruption à la vingt-unième pulsation; mort au bout d'un an, dans le cas d'interruption à la seizième pulsation. Si elle a lieu au-dessous de ce nombre, signe de cruelles maladies, etc., etc.

Suit un traité du pouls, où l'on expose la doctrine philosophique des Chinois, d'après les principes et les règles de leur philosophie médicale, qui est contenue dans un très-vieux manuscrit intitulé *Nuy-kim*, composé de 162 chapitres; ces règles sont fondées sur deux bases principales, la chaleur naturelle et l'humide radical, qui sont, suivant les Chinois, le principe de toutes choses, et qui ont pour véhicules le premier les esprits, et le second le sang; d'eux seuls dépendent la santé ou la maladie, lorsqu'ils pèchent par défaut ou par excès. Les explications à ce sujet sont éclaircies par des figures qui indiquent l'ordre des pouls à observer dans les deux mains; on y joint des exemples qui font connoître la symétrie et la sympathie des cinq parties principales du corps humain, avec les élémens Chinois, la nature et les affections de chacune et leurs indices, suivant les règles de la philosophie médicale des Chinois.

Un fragment d'un ouvrage de médecine traite également du pouls, et des différentes maladies qu'il indique, suivant qu'il est altéré. Il enseigne comment, par l'état du pouls, on peut connoître les différens symptômes et accidens, distinguer et même prédire les maladies, avec l'indication dans toutes du pouls de vie et de celui de mort. Le chapitre XX enseigne comment par les couleurs, les sons, l'appétit, les songes, on peut, sans même examiner le pouls, reconnoître et prédire les maladies survenues dans les membres et les intestins, et annoncer le danger de mort. Enfin dans le dernier chapitre, l'auteur donne l'explication succinte de la fièvre maligne, du délire et du cours de ventre; des aphorismes originaux des maladies sont proposés : l'auteur instruit sur le pouls propre à chaque maladie, et décrit la pratique des médecins Chinois. Des aphorismes sur les fièvres, le délire, le cours de ventre, sur la vie et sur la mort, terminent ce chapitre.

On trouve, page 76, la description de la méthode Chinoise de tâter le pouls, méthode usitée depuis plus de quatre mille ans. « On

» me demande, est-il dit dans une lettre du
» 20 octobre 1669, si les Chinois démontrent
» clairement la circulation du sang si vantée
» en Europe; je réponds que je ne l'ai pas
» encore trouvé dans le peu de livres que
» j'ai lus; je mets ici une figure qui me pa-
» roît ridicule et même monstrueuse, par la-
» quelle les Chinois croient démontrer cette
» circulation. Je pense de même sur les trois
» pouls des deux mains, que les Chinois ne
» prouvent pas davantage, par des moyens
» philosophiques, encore moins par l'anato-
» mie, que la Chine a toujours eu en hor-
» reur, *à quâ semper abhorruit China*, ne
» connoissant de division du corps humain
» que celle en partie supérieure, partie
» moyenne et partie inférieure, à chacune
» desquelles ils font répondre les trois es-
» pèces de pouls qu'ils admettent, et qu'ils
» prétendent indiquer chacun les maladies
» des parties auxquelles ils correspondent ».
Suit la description du pouls de bon et mauvais présage, c'est-à-dire, de la vie et de la mort, dans les différentes maladies. L'auteur explique ensuite comment chez les Chinois la mesure du pouls est prise de celle de la respiration; en sorte que si, dans le tems d'une seule inspiration, qui est formée par

la systole et la diastole, il y a quatre ou cinq pulsations, elles indiquent une bonne santé et une bonne constitution; et une mauvaise, si elles excèdent ce nombre ou lui sont inférieures; si dans le tems d'une seule inspiration, disent-ils, et dans celui d'une seule expiration, on ne distingue qu'une seule pulsation, ou seulement deux pendant la respiration entière, c'est un signe que les esprits et la chaleur première manquent. Si dans le tems de la respiration entière on sent six pulsations, c'est un signe d'une trop grande chaleur; quand il y a huit pulsations et plus, elles indiquent la mort.

L'auteur du *Vàm Xo Ho*, après avoir décrit les différentes espèces de pouls, trace la méthode curative qui convient à chacun, en commençant par les sept extérieurs dont nous avons parlé, et finissant par les huit intérieurs, ce qui est accompagné de beaucoup de recettes pharmaceutiques particulières aux Chinois, avec la nomenclature et l'explication des médicamens simples tirés des trois règnes, dont ils font usage en médecine, au nombre de 29.

Un article très-intéressant de l'ouvrage de Cleyer, c'est le détail des signes des maladies, tirés de la couleur et des affections de la langue. C'est l'extrait de l'ouvrage d'un médecin chrétien, qui devint mandarin, qui assuroit que plusieurs fois, sans examiner l'état du pouls, il pouvoit, par le seul examen de la langue, connoître la nature et la qualité des maladies, et sur-tout celle de la fièvre maligne. Ce traité, qui a été traduit mot pour mot du Chinois, si on en sépare ce qui appartient à l'hypothèse des cinq couleurs, des cinq membres et des cinq élémens, dont l'explication n'est pas des plus claires, fournit des instructions utiles sur les différens états de la langue, et sur les indices très-raisonnables qu'on en peut tirer dans plusieurs maladies.

Les planches, au nombre de 29, qui terminent l'ouvrage, représentent des figures pour la circulation du sang, pour la manière de tâter le pouls, pour les poumons, pour les grands et petits intestins, l'estomac, la rate, le cœur, les urétères, les reins, le péricarde, la vésicule du fiel, le foie, etc. Ces planches sont de la plus grande défectuosité; elles répondent au surplus à la doctrine ainsi qu'aux systêmes physiques et anatomiques répandus dans tout l'ouvrage.

Le second ouvrage sur lequel nous avons promis une notice, est celui de Boyme, jésuite polonais, missionnaire à la Chine, qui a pour titre : *Clavis Medica ad Sinarum doctrinam de pulsibus*, in-4°. Norimberg. M. DC. LXXXVI. C'est Cleyer qui a réuni et publié les fragmens de cet ouvrage, dispersés çà et là, et oubliés depuis plus de vingt ans. Après une dédicace à Jésus, suivent trois préfaces ; la première au lecteur, la seconde pour le livre des recettes avec une note, la troisième aux médecins, où l'auteur dit qu'il met sous leurs yeux et sous ceux de toute l'Europe, le plus ancien et le plus noble de tous les médecins des dernières extrémités de la terre, bien plus âgé qu'Avicenne, Hippocrate, Galien et Celse, puisqu'on rapporte qu'il a vécu quatre cents ans et plus après le déluge, et 2697 ans avant l'ère chrétienne. Son nom est *Hoâmti*. Sa seule science consiste dans la parfaite connoissance du pouls, connoissance par laquelle il prédit, non-seulement les maladies et la mort, mais même tous les accidens, tous les symptômes qui précèdent, accompagnent, ou suivent celles-là.

Dans le premier et le vingt-troisième chapitre, Boyme examine quelle est la cause, dans l'homme, de la vie et de la santé, quel est le siège de la vie ; ce qui amène des détails anatomiques, avec les noms chinois des parties. La description des voies ou conduits par lesquels elles communiquent, au reste du corps, la vie et la santé, forment le sujet du troisième chapitre. Il explique ensuite la nature et les qualités de ces voies au nombre de douze; comment on peut découvrir avec certitude leurs qualités élémentaires, et leurs affections naturelles ou contre nature; quels sont dans le corps humain les endroits les plus propres pour découvrir ces qualités par le moyen du pouls; s'il n'y a pas d'autres endroits, autres que ceux représentés dans une planche, où on puisse également faire cette découverte. Dans le chapitre huit, l'auteur recherche où l'on peut sur-tout trouver l'origine des parties qui constituent le corps humain; si dans chacune il y a des pouls propres à faire découvrir les douze voies, ou si ces sortes de pouls n'existent que dans le concours des veines, et s'ils existent ailleurs qu'aux mains; s'il est égal de tâter le pouls à la droite ou à la gauche, ou s'il vaut mieux le tâter à toutes les deux.

Comme il n'est question, presque par-tout, dans l'ouvrage, que de membres et d'intestins, et des conduits qui en émanent, l'auteur a jugé à propos de faire peindre et graver la figure de ces parties, et c'est en quoi consiste toute l'anatomie des Chinois, dont en général ils font peu de cas, parce qu'ils sont persuadés, et prétendent que presque tout est détruit et change de figure dans le cadavre, en sorte que l'anatomiste le plus clairvoyant ne peut y découvrir que fort peu de chose, relativement à la vie.

Quant aux figures qui sont représentées, il faut remarquer, dit en finissant le P. Boyme, qu'elles ne font que désigner par ordre les endroits des cavités pour les brûlures ou cautères, et les ponctions avec les aiguilles entre les muscles, art très-ancien, puisqu'il date de quarante siècles, dans lesquels je confesse, ajoute-t-il, être ignorant, et que j'abandonne volontiers au jugement et à la censure de plus habiles que moi.

Les figures de cet ouvrage sont du même genre que celles qu'on trouve dans celui de Cleyer, excepté qu'elles sont mieux dessinées, et expriment mieux les sujets qu'elles représentent. Au surplus, les unes et les autres ne sont guères plus intelligibles que le texte, et nous croyons qu'il faut être Chinois, pour en tirer, sur la doctrine du pouls, les grandes lumières qu'on dit résulter de leur explication, et des figures présentées à l'appui.

Je ne veux pour preuve de cette assertion, que la consultation qui eut lieu à la Chine entre plusieurs médecins chinois et celui de l'ambassadeur lord Macartney, dont j'ai rapporté les principaux détails dans ce mémoire, et dont le résultat a été que ce que les premiers appelloient une vapeur maligne, un esprit, qui passoit d'une partie à l'autre, n'étoit qu'un rhumatisme ; que l'enflure de la partie inférieure de l'abdomen, qu'ils disoient dépendre de la même cause, et devoir être traitée comme la vapeur maligne, au moyen de la piqûre avec les aiguilles, n'étoit qu'une hernie inguinale, etc., etc.

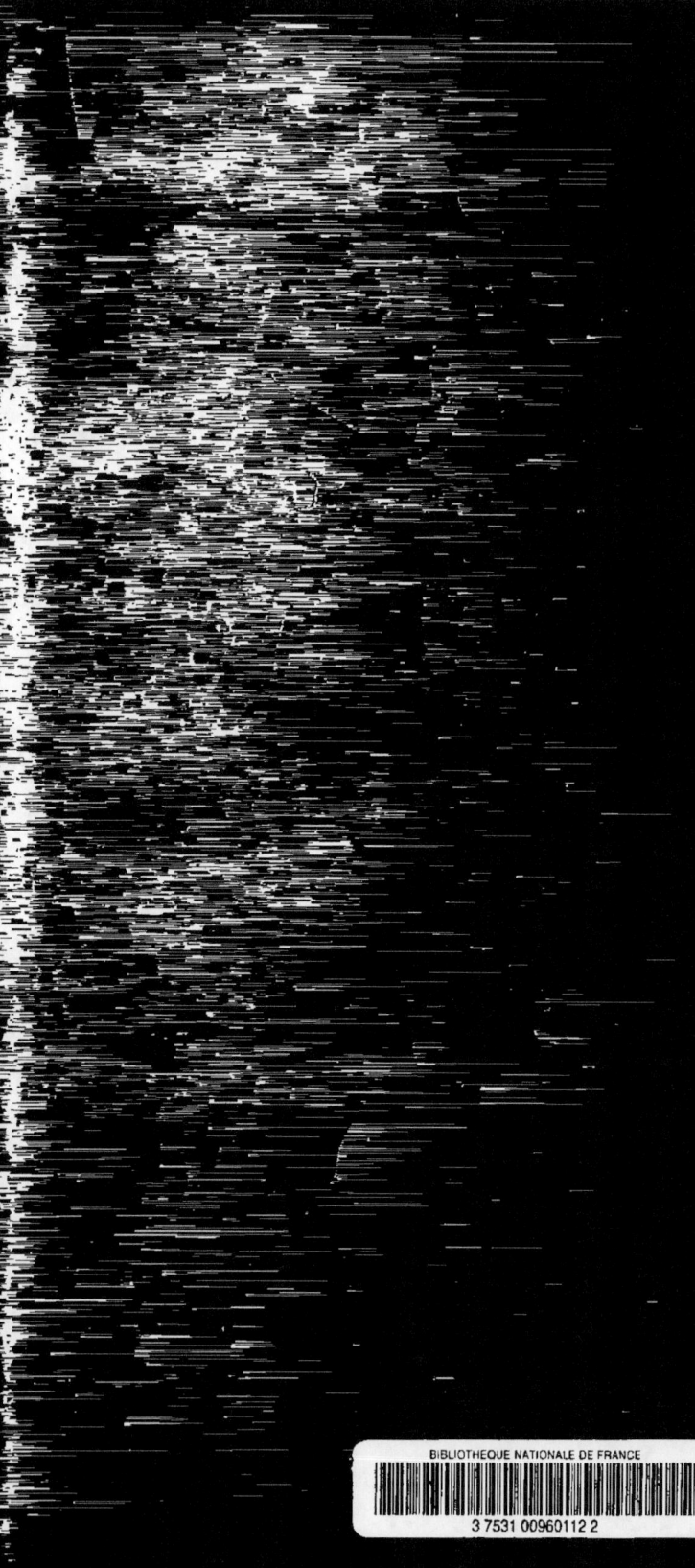